AF346361

MÉMOIRE

SUR L'EMPLOI

DE L'AGARIC BLANC

CONTRE LES SUEURS

DANS

LA PHTHISIE PULMONAIRE.

PAR E. BISSON,

DOCTEUR EN MÉDECINE.

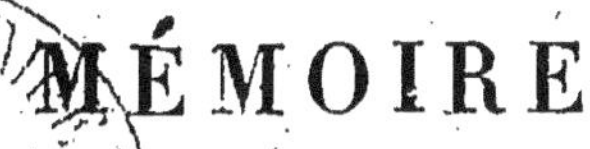

A PARIS,

Chez J.-B. BAILLIÈRE, Libraire,

RUE DE L'ÉCOLE DE MÉDECINE, Nᵒ 13 *bis*.

1832.

DE L'EMPLOI

DE

L'AGARIC BLANC

(*BOLETUS LARICIS*),

CONTRE LES SUEURS

DANS

LA PHTHISIE PULMONAIRE.

PAR E. BISSON,

DOCTEUR EN MÉDECINE.

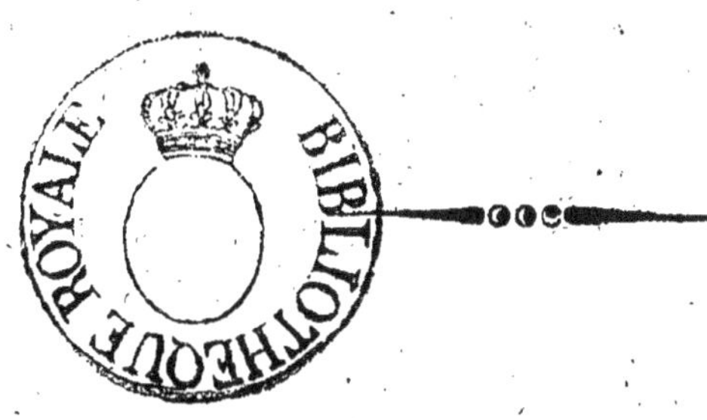

A PARIS,

Chez J.-B. BAILLIÈRE, Libraire,

RUE DE L'ÉCOLE DE MÉDECINE, N° 13 *bis*.

1832.

IMPRIMERIE DE LEFEBVRE,
rue St-Guillaume, n. 9, F. S.-G.

DE L'EMPLOI
DE L'AGARIC BLANC
CONTRE LES SUEURS
DANS LA PHTHISIE PULMONAIRE.

PARMI les symptômes graves de la phthisie pulmonaire, on place avec raison les sueurs nocturnes. La diarrhée et les sueurs sont en effet les deux accidens qui épuisent le plus rapidement les malades atteints d'affections tuberculeuses.

La transpiration excessive qui survient chez les phthisiques étant une source d'insomnie et d'affaiblissement progressifs, doit être combattue ; dans ce but, on a successivement employé la sauge, le quinquina et l'acétate de plomb. Ce dernier médicament est peu sûr dans ses effets ; il occasionne quelquefois des coliques ; la sauge, encore moins efficace, a l'inconvénient de provoquer des chaleurs et de la sécheresse à la peau ; l'action du quinquina est tout aussi incertaine que celle de la sauge.

Quarin (1) a proposé de joindre au quinquina

(1) *Animadversiones practicæ*, pag. 56. in-8º. 1787.

une petite quantité d'acide sulfurique ; mais la toux étant provoquée et augmentée par ce remède , d'ailleurs peu efficace, on a dû renoncer à son usage.

Après avoir essayé successivement tous les agens qui ont été recommandés contre les sueurs des phthisiques, M. Rayer a fait, avec l'agaric blanc , de nouvelles expériences, et j'en ai noté jour par jour les résultats. Pendant plusieurs années j'ai suivi ces essais à l'hôpital Saint-Antoine et à l'hôpital de la Charité , avec un soin tout particulier.

L'agaric blanc est une plante de la grande famille des champignons, du genre *Boletus*. Micheli lui a donné le nom de *Laricis*, parce qu'il se trouve sur le tronc du mélèze (*Larix europæa*), occupant tantôt la partie inférieure, tantôt la partie supérieure ; on le rencontre principalement sur les arbres les plus vieux ; il croît dans l'Europe méridionale et dans l'Asie ; il croît en France, sur les montagnes du Dauphiné ; mais le meilleur vient d'Alep.

La forme de l'agaric blanc est celle d'un cône arrondi, attaché par l'un de ses côtés sur le tronc où il croît ; le point d'attache offre un sinus à l'endroit de l'insertion ; du côté libre sont deux sillons parallèles, recouverts à leur partie supérieure d'une pellicule dure et comme ligneuse, d'une couleur gris-jaunâtre; sa substance est dure, coriace, blanche intérieurement, spongieuse, quelquefois fibreuse, très-aisée à briser et à réduire en poudre farineuse; sa saveur est fade d'abord, puis amarescente : il est inodore.

D'après M. Braconot (1), il contient beaucoup de matière mucilagineuse, amère, et de résine :

Matière résineuse particulière...   72

Extrait amer..   2

Matière fongueuse insoluble..   26

                          100

Selon M. Bouillon-Lagrange (2), il contient de l'acide benzoïque, un acide libre, une matière animale, des sels ammoniacaux, de l'hydrochlorate de potasse, des sulfates, de l'extractif. Le produit de l'incinération est formé de carbonate de potasse, de carbonate de chaux, d'hydrochlorate de potasse, de sulfate, de phosphate de chaux et de fer.

(1) Bulletin de pharmacie, année 1812, page 304.

(2) Annales de chimie, tom. LI, page 75.

Dehaen paraît être le premier qui ait employé l'agaric blanc contre les sueurs des phthisiques (1). « Je fus consulté, dit-il, au mois d'août 1767, par un moine qui, à la suite d'une pleuro-pneumonie à laquelle on n'avait pas apporté les secours nécessaires, fut affecté d'une toux qui entraîna après elle une hémoptysie. Après avoir pris plusieurs remèdes appropriés à son état, il devint entièrement faible ; ce qui, joint à des sueurs nocturnes, le jeta dans un mauvais état ; je lui prescrivis l'usage du quinquina, ce qui lui fit un grand bien. L'hiver suivant, la fièvre ayant reparu sous le type de fièvre continue remittente avec des sueurs colliquatives, le malade fut encore mis à l'usage du quinquina, lequel modifia beaucoup la fièvre, mais ne produisit aucun effet sur les sueurs. Un de ses amis le voyant dans cette triste situation, lui raconte et lui assure qu'une pauvre femme a guéri plusieurs personnes dans des cas semblables, en leur prescrivant tous les jours un petit morceau d'agaric (*frustulum agarici*). Il exécute sur-le-champ ce qu'il vient d'apprendre, et bientôt la sueur disparaît. A l'emploi de ce remède, succéda une dysenterie opiniâtre

(1) Dehaen. *Ratio medendi*, P. 12 pag. 251.

qu'on vint cependant à bout de guérir ; ce malade commença à rendre des crachats purulens ; la sueur voulut reparaître, mais l'agaric en triompha de nouveau. Je prescrivis l'usage du lait de chèvre avec l'infusion et le suc de plantes vulnéraires. Après en avoir usé l'espace de cinq semaines, le malade éprouva un soulagement réel ; mais il avait toujours eu besoin d'agaric pour se mettre à l'abri des sueurs qui menaçaient souvent de l'affaiblir. »

Barbut rapporte trois observations analogues (1). La première est celle d'un homme atteint d'une fièvre tierce qui, par le mauvais régime, dégénéra en continue ; elle fut suivie, après deux mois de durée, de sueurs très-fortes qui l'affaiblissaient. Après avoir attendu quelques jours pour voir si cette sueur persisterait, et quelles pourraient en être les suites, comme tout tournait au détriment du malade, Barbut essaya le remède de Dehaen. En conséquence, il ordonna deux grains de troschisques d'agaric en poudre, qu'il fit délayer dans une cuillerée d'eau, et qu'on eut soin de faire prendre au malade sur les huit heures du soir, lui observant de boire par-dessus un demi

____

(1) Journal de médecine de Roux, t. XLVII, p. 512.

verre d'eau ; il crut n'avoir pas tant sué cette nuit-là ; le lendemain la même dose fut répétée à la même heure, et administrée de la même manière ; le malade sua encore moins ; il prit une troisième fois de l'agaric, la sueur cessa et ne reparut plus, bientôt la guérison fut complète.

La *deuxième* observation du mois d'octobre 1776, est celle d'un teinturier qui était dans le premier degré de la phthisie pulmonaire. Après avoir pris divers remèdes sans diminution de symptômes, il fut effrayé, tant parce qu'il n'allait pas mieux, que parce qu'il suait beaucoup la nuit, surtout lorsqu'il commençait à dormir. L'agaric lui fut prescrit de la même manière et à la même dose que dans l'observation précédente. A compter du cinquième jour, cet homme ne sua plus ; mais, la maladie de poitrine continuant à faire des progrès, il mourut au bout de trois mois.

La *troisième* observation est celle d'une femme de 38 ans, fatiguée depuis long-temps d'une toux cruelle suivie d'hémoptysie ; elle fut atteinte d'une sueur inquiétante, bornée au tronc. Après avoir pris des tisannes appropriées à son état, (bouillons de limaçons, tisannes pectorales), la sueur persistant, on eut recours aux tros-

chisques d'agaric. La première dose arrêta la
sueur; mais les règles, qui depuis trois mois
étaient supprimées, revinrent assez abondam-
ment. L'agaric fut suspendu jusqu'à ce que
cette évacuation se fût naturellement arrêtée. Le
remède fut donné pour la seconde fois, et la
sueur fut moins abondante; elle fut presque
insensible la nuit qui suivit le jour de la troisième dose; mais une forte fièvre ayant fait suspendre l'agaric, ce n'est qu'après la sixième dose
que la sueur cessa complètement. Au bout de
quelques jours de repos la sueur reparut; mais,
comme elle ne gênait point, la malade n'y
porta aucune attention.

Murray (1) parle de l'emploi de ce remède
contre les sueurs, mais sans citer aucune observation qui lui soit propre. Quarin (2), loin
de l'avoir trouvé salutaire, prétend que, sous
son influence, l'oppression augmente et que la
maladie est aggravée. Enfin tout récemment, le
docteur Burdach, de Tiebel (3), a employé,

(1) *Apparatus medicaminum.* in-8°. Gœtting. 1790.
tom. V, pag. 573.

(2) *Animadversiones practicæ.* in-8°. Bruxellis, 1787.
pag. 56.

(3) Journal de chimie médicale. Tom. VII, avril 1830.
pag. 185.

avec succès, l'agaric blanc contre les sueurs dans la phthisie pulmonaire, en l'administrant à la dose de quatre grains, en une fois le soir, dans un mucilage ou en pilule. Lorsqu'il existe en même temps de la diarrhée, il associe à l'agaric, l'alun ou le quinquina.

Il résultait évidemment de ces faits et de ces témoignages que si l'agaric blanc avait été quelquefois employé avec succès contre les sueurs nocturnes des phthisiques, il avait paru, dans quelques conditions, plus nuisible qu'utile ; il restait donc à déterminer les cas où ce médicament peut être prescrit avec avantage, ceux où il est peu utile et ceux dans lesquels il doit être rejeté : or, ces indications résultent, ce me semble, des faits que j'ai recueillis à la clinique de M. Rayer.

OBSERVATIONS CLINIQUES.

Une première série, comprend les cas de phthisie avec sueurs nocturnes, sans complication de dévoiement ;

Une seconde série, les cas de phthisie avec complication de dévoiement passager, apparaissant par intervalles et cédant facilement aux opiacés ;

Une troisième série, les cas de phthisie compliquée de dévoiement périodique d'abord et devenant continu par les progrès de la maladie;

Enfin, à une quatrième série se rattachent les cas de phthisie dans lesquels le dévoiement continu ou habituel cède peu ou point à l'emploi de l'opium.

§. Ier.

Cas de phthisies non compliquées de dévoiement.

OBSERVATION I. Sueurs nocturnes depuis deux mois, matité du sommet du poumon droit, administration de l'agaric blanc, cessation rapide des sueurs.

Baptiste Brou, tailleur, âgé de 22 ans, né de parens sains, depuis cinq mois est atteint d'un rhumequilefatiguebeaucoup,etdepuisdeuxmois qu'il habite Paris , il augmente de jour en jour : oppression avec toux , crachats peu nombreux , visqueux , filans peu ou point opaques ; point de dévoiement. Depuis cette époque Brou sue toutes les nuits, et presque continuellement ; ces sueurs , précédées d'un frisson de courte durée , sont très-fatiguantes et accompagnées d'une faiblesse progressive. Point de douleur à la poitrine, qui résonne très-faiblement au sommet du poumon droit.

Le 17 novembre 1831 , huit jours après son entrée à l'hôpital de la Charité , le malade se plaignant surtout des sueurs qui le fatiguaient beaucoup , (les autres symptômes ayant été combattus avantageusement par le repos et les adoucissans), on administre six grains d'agaric blanc , en deux pilules, le soir à huit heures.

Le 18, les sueurs ont été moins fortes de moitié, c'est-à-dire, qu'au lieu de commencer à neuf heures du soir, elles n'ont paru qu'à minuit et n'ont duré que deux heures au lieu de quatre; le malade se trouve mieux, l'oppression est moins forte , la faiblesse est beaucoup diminuée.

Le 19, après la seconde dose du remède , les sueurs ont complètement cessé ; le malade se trouve très-soulagé ; on continue l'usage de l'agaric les deux jours suivans, et les sueurs ne reparaissent plus.

Obs. II. Sueurs nocturnes depuis deux mois chez un phthisique ; crachats opaques, douleurs de poitrine, pectoriloquie ; point de dévoiement, cessation prompte des sueurs.

Jean-Baptiste Guillard, âgé de 29 ans, valet-de-chambre, demeurant à Paris, né de parens sains, est sujet, depuis dix ans, à des rhumes accompagnés ordinairement d'hémoptysies ; l'année dernière, il fut atteint d'une semblable hémorragie qui dura quinze jours, et l'affaiblit beaucoup ; depuis ce temps son affection de poitrine ne l'a point quitté.

A son entrée à l'hôpital de la Charité, (salle Saint-Michel , n° 21), le 22 août 1831, comme la respiration était gênée, qu'il éprouvait des picotemens dans la poitrine , de la fréquence dans le pouls, on le saigna ; les symptômes inflammatoires disparurent, mais il resta une douleur dans toute l'étendue de la poitrine , surtout à la partie supérieure du côté droit ; matité au sommet du poumon gauche, un peu plus de sonorité au sommet du poumon droit, râle, gargouillement à gauche, pectoriloquie à droite et en haut, respiration très-courte, toux fréquente avec expuition de crachats opaques, isolés les uns des autres et mêlés de viscosité, point de dévoiement. Le malade n'a point de fièvre, est assez fort, dit qu'il se trouverait bien s'il n'était fatigué par des sueurs nocturnes. Depuis deux mois, elles sont générales pendant toute la nuit, et il se réveille sitôt leur apparition.

Le 1ᵉʳ septembre 1831, on administre une pilule de six grains d'agaric ; les sueurs cessent complètement dès le lendemain; pendant quatre jours on continue la même dose et elles ne se reproduisent pas.

Obs. III. Sueurs depuis quinze jours chez un phthisique; point de dévoiement ; cessation rapide des sueurs après l'administration de l'agaric ; purgation ; réapparition des sueurs qui cessent après une nouvelle administration de l'agaric.

Simon François, âgé de 36 ans, bottier, demeurant à Paris, est entré à l'hôpital de la Charité le 20 octobre 1831.

Sujet à des rhumes depuis plusieurs années, le dernier s'est déclaré, il y a deux mois, et a commencé par des douleurs de tête, suivies

de toux humide, avec oppression et fièvre légère ;
depuis quinze jours il s'est joint à ces symptômes
une sueur très-fatigante, et qui empêche le
sommeil.

Faiblesse générale, oppression, toux fréquente, crachats sans grumeaux, point de
douleurs à la poitrine qui est matte seulement
au sommet du poumon droit ; râle à cet endroit ;
sueurs commençant vers minuit et se continuant
jusqu'à huit heures du matin ; sommeil souvent
interrompu ; point de douleurs à l'estomac ni à
l'abdomen, point de dévoiement ; on donne au
malade des adoucissans : eau gommée avec ré-
glisse, potion gommeuse, etc.

Le 30 octobre, dix jours après son entrée,
les sueurs persistant, on administre une pilule
de quatre grains d'agaric.

Le 31, les sueurs ont commencé à une
heure du matin, c'est-à-dire, une heure plus
tard, et elles ont été moins fortes ; on augmente
la dose d'agaric de deux grains.

Le 1er novembre, les sueurs ont commencé
à deux heures, elles ont été moins abondantes ;
le malade est plus calme ; il a mieux dormi.

Le 2, les sueurs ont cessé complètement ; le
malade ne va pas à la selle ; on lui administre
deux gros de magnésie ; on continue l'emploi

de l'agaric ; trois jours après, le malade a deux selles ; on cesse l'administration de l'agaric ; on continue la magnésie jusqu'au 9. Tous les jours, Simon a deux gardes-robes liquides ; les sueurs reparaissent quoique moins fortes.

Le 10 novembre, on suspend la magnésie, le dévoiement cesse ; le soir, on donne deux pilules d'agaric de cinq grains chaque ; les sueurs cessent ; le lendemain et le 15, jour de la sortie du malade, elles n'avaient pas reparu.

Obs. IV. Sueurs depuis deux mois chez une femme phthisique ; administration de l'agaric blanc ; cessation prompte des sueurs.

Madame Fouget (Jeanne), âgée de 27 ans, femme de ménage, née de parens sains, habitant Paris depuis huit ans, est entrée à l'hôpital de la Charité le 25 avril 1830, salle Sainte-Marthe, n° 1, pour y être traitée d'une affection pulmonaire, développée il y a environ quatre mois. Cette femme n'a jamais eu d'hémoptysies ; la maladie, qui augmente de jour en jour, est caractérisée par de l'oppression avec toux, crachats abondans, peu opaques ; la poitrine n'est point douloureuse, sonore de deux côtés ; elle l'est un peu moins au-dessus de la clavicule droite, où il existe de la matité dans un point de deux pouces d'étendue environ ; près de là on entend du gargouillement, point de dévoiement ; depuis deux mois il s'est joint à ces symptômes des sueurs nocturnes qui la fatiguent beaucoup, et qui empêchent le sommeil. Après avoir administré à cette femme les adoucissans que réclamait son état, le 1er mai on la mit à l'usage de l'agaric blanc, (six grains tous les soirs) ; après la seconde prise de cette dose, les sueurs avaient cessé presque complètement; mais le 3 mai, quelques symptômes généraux étant survenus (fièvre, douleurs de poitrine, injection des pommettes, soif, etc.), on suspendit l'emploi de l'agaric.

Le 7 du même mois, à huit heures du soir, on lui a fait prendre de nouveau deux pilules d'agaric de trois grains chaque, on en a continué l'usage pendant trois jours, et les sueurs ont complètement cessé.

Dans les quatre observations qui précèdent, les effets salutaires de l'agaric sont incontestables. Dans tous ces cas, il y avait absence complète de dévoiement: condition très-favorable aux succès de l'agaric. Dans les observations suivantes, les bons effets de l'agaric sont moins sensibles.

§ II.

Phthisies compliquées de·dévoiement·passager n'apparaissant qu'à des intervalles plus ou moins éloignés, et cédant à l'emploi de l'opium.

Obs. V. Sueùrs depuis six mois chez un phthisique; gargouillement, crachats grumeleux, dévoiement passager, administration de l'opium et de l'agaric, cessation prompte des sueurs.

Ruault (Louis), âgé de 43 ans, journalier, demeurant à Paris, sujet depuis l'âge de 21 ans à des hémoptysies qui reviennent à des intervalles indéterminés. Il y a huit mois, qu'à la suite d'une de ces hémorragies plus abondante que les autres, il fut pris d'une toux forte, se présentant d'une manière périodique, sous forme de quinte. Depuis ce temps il a beaucoup maigri, de l'oppression est survenue, ainsi que de l'enrouement; la toux est fréquente, les crachats sont opaques, isolés, grumeleux; et depuis six mois il est sujet à des sueurs nocturnes, variant pour l'intensité, paraissant surtout le matin, occupant seulement la tête et le thorax. La poitrine est mate au sommet du poumon gauche; gargouillement, peu de fièvre, dévoiement rare. Pendant douze jours on a administré les adoucissans, et le 3 septembre le malade se trouve mieux, mais les sueurs continuent, elles le fatiguent tellement que le matin il se trouve très-faible. On lui donne six grains d'agaric blanc en deux pilules; le lendemain les sueurs avaient cessé, mais pour reprendre deux jours plus tard, quoiqu'avec moins d'intensité. On porte l'agaric à la dose de huit grains, qui ne produit qu'une diminution des sueurs, mais la chaleur est forte et le malade est très-couvert. Le 9, on fait ôter une couverture, on porte la dose de l'agaric à dix grains ; il se manifeste des coliques légères avec dévoiement, symptôme, qui cède en vingt-quatre heures à l'emploi d'une demi-once de sirop diacode ; on suspend l'administration de l'agaric jusqu'au 13; ce jour-là, on donne dix grains d'agaric ; on le continue à la même dose jusqu'au 17; les sueurs cessent et ne reparaissent plus jusqu'à la sortie du malade, qui a lieu le 23 ; Ruault se trouve beaucoup mieux qu'avant son entrée à l'hôpital.

Obs. VI. **Sueurs nocturnes depuis cinq mois chez une femme phthisique; crachats opaques, gargouillement, dévoiement passager, emploi de l'agaric et de l'opium, cessation prompte des sueurs.**

Mme Borguet (Jeanne), âgée de 18 ans, demeurant à Paris, accouchée il y a huit mois, sujette depuis ce temps à des rhumes opiniâtres qui n'ont jamais été précédés d'hémoptysies, entre, le 15 août 1831, à l'hôpital de la Charité, salle Sainte-Marthe, pour s'y faire traiter de sa maladie qui la fatigue beaucoup. Elle n'a pas de douleurs à la poitrine, peu d'oppression ; toux fréquente, crachats opaques, grumeleux, isolés, matité, gargouillement au sommet du poumon droit, sueurs nocturnes générales, existant depuis quatre mois, apparaissant au moindre assoupissement, et réveillant presque toujours la malade qui s'en trouve très-affaiblie ; de temps à autre, il s'ajoute à ces symptômes du dévoiement sans coliques, que l'on combat facilement avec l'opium.

Le 20, on prescrit une pilule de quatre grains d'agaric avec une pilule d'un grain d'opium ; au bout de deux jours le dévoiement est arrêté, mais les sueurs continuent ; on porte la dose d'agaric à huit grains , le dévoiement disparaît ; les sueurs cessent et ne se reproduisent plus.

Obs. VII. Sueurs nocturnes depuis deux mois chez un phthisique ; gargouillement, crachats opaques, douleurs de poitrine, dévoiement passager.

Mme Célina Basti, âgée de 31 ans, lingère, est entrée le 9 août 1832, hôpital de la Charité, salle Sainte-Marthe. Née d'un père phthisique, elle est atteinte d'un rhume qui a été précédé, il y a six mois, d'une hémoptysie qui, à dater de cette éqoque, s'est renouvelée cinq à six fois ; toux, oppression, douleurs de poitrine. Depuis deux mois, il est survenu des sueurs nocturnes qui, depuis huit jours surtout, fatiguent beaucoup la malade et la réveillent en sursaut ; de temps à autre il survient un dévoiement qui, après quelques jours de durée, cesse complètement pour reparaître après le moindre écart de régime.

Sa maigreur est extrême ; aux symptômes indiqués ci-dessus, il faut ajouter une toux accompagnée continuellement de l'expuition de crachats épais, opaques, grumeleux, jaunâtres et séparés les uns des autres. Poitrine mate à la moitié supérieure du poumon gauche, râle avec gargouillement en cet endroit, râle sans gargouillement au-dessous ; la sueur paraît la nuit au premier sommeil, sur le front ; elle s'écoule sur les côtés des joues avec un sentiment de froid qui réveille la malade sitôt qu'elle s'endort.

Le 19, on lui donne une pilule de quatre grains d'agaric.

Le 20, point de sueur, mais aussi le sommeil a été nul.

Le 21, sommeil pendant six heures, mais interrompu ; peu de sueur.

Le 22, sommeil moins interrompu que le jour précédent, sueurs un peu plus fortes, mais nullement en rapport avec le sommeil, car il est arrrivé à cette femme de dormir moins et de suer davantage.

Le 23, dévoiement léger survenu sans coliques ; à l'agaric on joint une once de sirop diacode ; on continue l'agaric pendant deux jours, et les sueurs sont presque appaisées malgré le sommeil ; on simule pendant trois jours l'agaric avec des pilules de gomme, les sueurs reparaissent quoique moins fortes qu'à l'état ordinaire ; on emploie une nouvelle dose d'agaric (g^r vj) ; les sueurs cessent presque complètement, ne fatiguent point la malade, le sommeil est calme.

Dans ces trois observations l'effet de l'agaric s'est fait plus long-temps attendre que dans les quatre premières ; chez ces trois malades il existait un dévoiement périodique, circonstance défavorable à l'emploi de ce médicament, et qui sera surtout rendue plus sensible dans les observations suivantes.

§ III.

Phthisie avec complication de dévoiement devenant continu par les progrès de la maladie.

OBS. VIII. Sueurs habituelles depuis dix mois chez un phthisique ; gargouillement, crachats opaques, dévoiement momentané, puis continu ; action passagère de l'agaric au bout du troisième jour, augmentation des symptômes, mort.

Guillau (Louis), âgé de 32 ans, professeur de langues, est entré à l'hôpital de la Charité le 5 mars 1831, où il fut placé salle Saint-Louis, n° 62. Depuis dix mois ce malade est atteint de douleurs de poitrine, avec enrouement et oppression ; sueurs abondantes la nuit qui empêchent le sommeil, et fatiguent beaucoup le malade.

Toux, crachats opaques, grumeleux, poitrine douloureuse des deux côtés, son mat au sommet des deux poumons, gargouillement au côté droit, dévoiement passager, paraissant tous les quinze jours à peu près. Dans ce moment il n'a point de dévoiement.

Le 5, on administre l'agaric en poudre à la dose de six grains, on l'associe avec une pilule d'un grain d'opium; on continue jusqu'au 8, époque où les sueurs ont disparu presque complètement; le malade se trouve mieux, mais la faiblesse est grande.

Le 14, les symptômes ont augmenté d'intensité, l'oppression est devenue plus forte, la toux plus fréquente, le gargouillement de la poitrine s'est changé en pectoriloquie, le dévoiement est devenu continu sans que l'on puisse le suspendre avec l'opium; les sueurs, malgré l'emploi de l'agaric, sont devenues aussi fortes qu'avant l'entrée à l'hôpital. Le malade s'est affaibli de jour en jour, et il est mort dans le courant du mois d'avril.

Obs. IX. Sueurs depuis six semaines chez un phthisique; gargouillement, crachats opaques, action instantanée, mais passagère de l'agaric.

Jean Amelant, âgé de 40 ans, forgeron, demeurant à Paris, né de parens sains; depuis l'âge de 25 ans il a été sujet à des hémoptysies qui ont paru à des intervalles assez éloignés et sans qu'il s'en soit inquiété ; mais il y a trois mois, après avoir supporté beaucoup de fatigues, tout en prenant une mauvaise nourriture, il éprouva une toux humide, fatiguante, avec oppression et des douleurs de poitrine qui le forcèrent d'entrer à l'hôpital de la Charité, le 7 juin 1831, où il fut placé salle Saint-Michel, n° 12.

Toux, crachats opaques, oppression légère, point de sueurs, point de dévoiement. On administre au malade des adoucissans, les symptômes augmentent ; au bout de six semaines la toux devient plus fréquente ; gargouillement au sommet du poumon droit, sueurs générales dans la nuit qui troublent le sommeil ; pas de dévoiement.

Le 25 août, on donne quatre grains d'agaric ; le 29 août les sueurs cessent complètement, après avoir porté la dose à huit grains. Les sueurs ne reparaissent plus jusqu'au 11 septembre ; alors les symptômes deviennent plus graves ; il survient du dévoiement qui cède au sirop diacode ; l'agaric ayant été suspendu depuis trois jours, les sueurs reparaissent. Le 14, le dévoiement ayant cessé, on reprend l'agaric à la dose de huit grains conjointement avec le sirop diacode ; les sueurs diminuent, disparaissent même au bout de six jours ; mais le 5 octobre un nouveau dévoiement survient, et de passager qu'il était, il est bientôt continu, sans pouvoir céder à l'opium ; l'agaric alors n'a plus agi, la phthisie a fait des progrès, et le malade est mort dans le courant du mois de novembre.

Obs. X. Sueurs depuis deux mois chez une femme phthisique; gargouillement, crachats opaques, grumeleux, dévoiement irrégulier, puis continu, mort.

Tomjean (Victoire), âgée de 30 ans, bijoutière, habitant Paris, est entrée le 11 mai 1831, à l'hôpital de la Charité, salle Sainte-Marthe, pour y être traitée d'une phthisie pulmonaire; elle dit que depuis neuf ans elle est sujette à des rhumes qui durent ordinairement un mois à six semaines. Après son dernier accouchement, qui a eu lieu dans le mois de janvier, un dernier rhume s'est déclaré, plus intense et plus tenace que les autres.

Douleur dans le dos surtout pendant la toux qui se manifeste par quintes avec expuition de crachats opaques, épais, isolés; amaigrissement extrême; la poitrine est plus sonore du côté droit que du côté gauche; gargouillement au sommet du poumon gauche ; pas de douleurs à l'estomac ; pas de coliques. Depuis deux mois cette femme est sujette à un dévoiement qui varie d'intensité , selon la plus ou moins grande quantité d'alimens pris dans la journée ; depuis ce temps aussi sueurs nocturnes.

Ce dévoiement s'étant manifesté le 16, on combat avec l'opium ; le 20 , cet accident ayant complètement cessé , on administre l'agaric à la dose de quatre grains qui ne produisent aucun effet d'abord , tant à cause de la chaleur de l'atmosphère , que par le nombre de couvertures qui recouvrent la malade ; on diminue le poids des couvertures , la sueur persiste quoique moins forte ; on administre six grains d'agaric , et au bout de cinq jours les sueurs avaient cessé. La malade est sortie de l'hôpital vers la fin du mois de juin , se trouvant mieux.

Revenue trois mois après avec des symptômes plus graves , pectoriloquie , dévoiement continu , sueurs plus fortes ; on administre l'agaric mais sans succès , et la malade succombe au bout de quinze jours.

Obs. XI. Sueurs depuis deux mois chez un homme atteint d'une phthisie, suivie de pneumo-thorax, emploi comparatif de l'acétate de plomb et de l'agaric.

Raymond, âgé de 24 ans, facteur à la poste, est entré à l'hôpital de la Charité, le 5 septembre 1831, dans la salle Saint Michel, n° 3. Né d'un père phthisique, il est sujet depuis plusieurs années à des rhumes fréquens ; le dernier qui a commencé au printemps, a continué jusqu'à ce jour en augmentant d'intensité, surtout depuis la maladie épidémique (la grippe), dont il fut atteint assez gravement pour exiger plusieurs saignées.

Maigreur générale, oppression, toux fréquente par quintes, avec expuition de crachats grumeleux, point de douleurs de poitrine, matité du poumon gauche et en haut, gargouillement ; depuis deux mois il s'est joint à ces symptômes des sueurs générales, qui cédèrent d'abord à l'application d'un vésicatoire au bras, mais qui reparurent au bout de huit jours de son application.

Le malade étant sans fièvre, sans coliques, sans dévoiement, et se plaignant beaucoup des sueurs, on lui administre six grains d'agaric en poudre ; les sueurs cessent dès le lendemain 7 , pour reparaître le 9 , mais beaucoup moins fortes que lors de son entrée , et sans fatiguer le malade ; elles sont sans odeur et n'empêchent point le sommeil ; on porte la dose à dix grains et les sueurs cessent complè·tement.

Le 12 , on cesse l'agaric , les sueurs reparaissent quoique toujours moins fortes ; le malade désire s'en débarrasser , et demande les pilules d'agaric. Craignant que ce désir du malade ne le trompât sur l'effet du médicament, M. Rayer prescrit des pilules d'agaric , et fait administrer des pilules de gomme ; les sueurs continuent.

Le 30 septembre , on administre les pilules d'acétate de plomb à la dose d'un grain , jusqu'au 8 octobre , en augmentant progressivement jusqu'à trois grains ; c'est à cette dose que les sueurs se sont arrêtées ; mais on a été obligé de cesser leur emploi , à cause de coliques violentes et d'un fort dévoiement qui a cédé en six jours par l'emploi du diascordium.

Le 20 octobre , on a repris l'agaric , qui a agi avec la même efficacité que dans le commencement.

Plus tard , les symptômes ont augmenté d'une manière rapide , un dévoiement continu est survenu ; l'agaric n'a plus eu d'action ; un pneumo-thorax, suite de la perforation de la plèvre, est survenu, et le malade a succombé.

§ IV.

Phthisie, sueurs nocturnes et diarrhée continues

Obs. XII. Sueurs depuis quatre mois chez un phthisique ; gargouillement, crachats opaques, dévoiement continu.

Bouffanau (Louis), âgé de 26 ans, fileur de laine, demeurant à Essone. Depuis quatre mois il dit être atteint d'une affection pulmonaire, caractérisée par de la toux, avec expuition de crachats opaques, purulens ; oppression et douleur de poitrine au côté droit avec matité et gargouillement au sommet ; depuis ce temps il est sujet à des sueurs très-fortes, occupant plutôt la tête que le reste du corps, paraissant le soir au moindre assoupissement et affaiblissant beaucoup le malade ; du reste, point de fièvre dans le jour, mais il a un dévoiement qui dure depuis un mois d'une manière continue.

Entré à l'hôpital de la Charité, salle Saint-Michel, n° 2, le 3o juillet 1831. Il présente une pneumonie partielle du côté droit qui cède au bout de quelques jours aux émissions sanguines. Le 16 août, on administre l'agaric à la dose de six grains, et on prescrit en même temps une once de sirop diacode jusqu'au 22 septembre. On continue la même prescription ; aucun effet avantageux n'est produit ; on porte la dose de l'agaric à huit grains, la sueur paraît diminuer mais pour reparaître plus tard ; cet état, qui existait déjà avant l'emploi de l'agaric, ne peut être attribué à l'emploi de ce médicament. Le dévoiement continue ; M. Rayer cesse l'emploi de l'agaric, et le malade succombe dans le courant du mois d'octobre.

Obs. XIII. Sueurs habituelles depuis une année chez un phthisique ; gargouillement, dévoiement continu.

Jean Marmet, tailleur, âgé de 26 ans ; à 21 ans il a eu une hémoptysie, et depuis ce temps il est atteint d'une toux opiniâtre et d'oppression accompagnées de douleurs de poitrine ; ces symptômes augmentent d'intensité chaque fois que les hémoptysies reparaissent (ce qui a lieu une ou deux fois par an). Depuis un an surtout que la maladie a pris un caractère plus grave, Marmet éprouve des sueurs nocturnes qui le fatiguent beaucoup et l'affaiblissent.

Entré à l'hôpital de la Charité, salle Saint-Michel, n° 13, le 19 mai 1831 : douleur de

poitrine avec picotemens et chaleur , toux surtout la nuit et le matin avec expuition de crachats épais , opaques , jaunâtres , séparés les
uns des autres , oppression ; son mat à la
moitié supérieure du poumon droit ; râle à
grosses bulles , respiration bruyante , faiblesse
générale augmentée encore par les sueurs colliquatives , commençant le soir à dix heures , au
premier sommeil , bornées à la tête ; point
d'appétit, coliques légères. Depuis deux mois
le malade va en dévoiement , le plus souvent
une fois , quelquefois deux , rarement trois.

Le 21 mai, on lui donne quatre grains d'a-
garic en poudre , administrés à huit heures du
soir.

Le 22, le premier sommeil, qui a duré une
heure et demie , a été très-calme ; le malade a
éprouvé un bien-être général qu'il n'avait pas
eu depuis long-temps ; au second sommeil
les sueurs ont reparu. Même prescription
d'agaric.

Le 23, les sueurs ont reparu comme avant
la première administration de l'agaric ; trois
selles dans la journée ; on augmente de deux
grains la dose d'agaric.

Le 24, la pilule de six grains n'a produit
aucun effet sur la sueur ; le dévoiement con-

tinuant, on suspend l'agaric, et on administre le sirop diacode; sous son influence, le dévoiement a diminué d'intensité, mais sans disparaître entièrement. Depuis, on a cherché à administrer l'agaric, mais on a dû y renoncer, la diarrhée se reproduisant ou s'aggravant sous son influence.

Obs. XIV. Sueurs depuis trois mois chez un homme atteint d'une phthisie pulmonaire; pectoriloquie, crachats purulens, dévoiement continu.

Bosquillon (Auguste), âgé de 22 ans, menuisier, demeurant à Paris, est sujet depuis plusieurs années à des rhumes; le dernier, qui existe depuis six mois, offre tous les symptômes de la phthisie pulmonaire.

Entré le 22 mars 1832, dans la salle Saint-Louis, n° 3, il nous a présenté les symptômes suivans: toux continuelle, avec expuition de crachats purulens, épais, confondus; oppression, point de douleurs à la poitrine, son clair au sommet du poumon droit; gargouillement, pectoriloquie; peu d'appétit, dévoiement, trois selles par jour. Depuis trois mois sueurs générales, se manifestant surtout le matin, rarement le soir; perte des forces; impossibilité de se lever. On donne de suite six grains d'agaric, légère diminution de la sueur qui ne peut être rigoureusement attribuée au médicament. On administre encore l'agaric pendant quatre jours, mais sans succès, et on en cesse l'usage ; le malade s'affaiblit de jour en jour, et meurt le 8 avril.

Chez ces trois malades l'agaric n'a produit aucun effet salutaire ; et si les sueurs ont paru diminuer, cela a tenu probablement au repos, sous l'influence duquel il est arrivé souvent que les malades éprouvaient da soulagement.

RÉSUMÉ.

Je crois pouvoir conclure de ces observations, et de plusieurs faits analogues que j'ai recueillis :

1° Que l'agaric blanc peut être employé avec avantage contre les sueurs nocturnes des phthisiques ;

2° Qu'à la dose de quatre, six, huit ou dix grains, administrés pendant quelques jours, il fait ordinairement disparaître les sueurs, lorsque les malades n'ont point de diarrhée ;

3° Qu'aux mêmes doses et combiné avec l'extrait gommeux d'opium ou le sirop diacode, il peut être également employé avec avantage, dans le même but ; chez les phthisiques atteints de sueurs et de diarrhées passagères ;

4° Que dans la phthisie, lorsque le dévoiement, d'abord passager, devient continu malgré les opiacés, l'agaric cesse d'être utile ;

5° Qu'il aggrave les diarrhées rebelles à l'opium, et ne doit pas être employé chez les phthisiques dans de semblables conditions ;

6° Enfin que lorsqu'il agit avec efficacité et fait cesser les sueurs, il rend le sommeil plus calme, prévient ou ralentit l'épuisement. Et si la phthisie ne peut être guérie par ce moyen, il rend au moins plus lents les progrès du mal en faisant cesser un de ces symptômes les plus graves et les plus pénibles.